# Inhaltsverzeichnis

Alopecia Areata. Zwei lateinische Wörter, die Dir bis vor Kurzem vielleicht noch fremd waren.

Das ist verständlich, den meisten Menschen sagen diese zwei aneinander gereihten Wörter wenig bis gar nichts. Bis zu dem einen Tag. Dem Tag, an dem Du vor dem Spiegel stehst und eine kahle Stelle an Deinem Kopf entdeckst. Dem Tag, an dem Du an Dir herunterschaust und eine kahle Stelle an Deinem Körper entdeckst, an der zuvor noch Haar zu sehen war. Vielleicht wurdest Du aber auch von jemandem auf eine kahle Stelle hingewiesen, die Du selbst gar nicht gesehen hast. Du folgst vielleicht sogar schon den Anweisungen Deines Arztes, doch Dein Haar fällt noch immer aus? Vielleicht bist Du ja sogar schon an einem Punkt, an dem Du Dein komplettes Haar verloren hast und Dir sicher bist, es werde nicht mehr nachwachsen.

Im Folgenden möchte ich Dir Mut, Hoffnung, Ideen und meine Geschichte schenken, diese Krankheit zu überwinden.

Nein, ich bin keine Ärztin. Nein, ich habe keine besonderen Kenntnisse in diesem Bereich.

Ich bin eine 23-jährige Frau, die aufgrund eines Gendefekts, Dinge vielleicht aus einer anderen Perspektive betrachtet. Das ist nicht immer zielführend, doch in diesem Falle habe ich es geschafft, dass mein Haar vollständig nachgewachsen ist, obwohl meine Krankheit ´Alopecia Areata´ noch vor einigen Monaten dafür sorgte, dass ich eine Fast-Glatze hatte.

**Vorab: Alles Folgende ist keine Garantie auf eine Heilung - bloß meine Geschichte**


Vielleicht fragst Du Dich, weshalb dieses EBook wenige Seiten hat, obwohl das Thema ein recht Komplexes ist.

Ich bevorzuge es, mich dem Wesentlichen zu widmen, und das ist in diesem Falle nun mal die Heilung der Krankheit, alle anderen Informationen gibt es zuhauf im Internet, auf diese werde ich nicht allzu sehr eingehen.

Du wirst im Laufe des Buches vielleicht das Gefühl bekommen, dass ich es recht schnell geschafft habe, eine für mich gute Lösung zu finden, jedoch sei Dir bitte bewusst darüber, dass es zuvor unzählige Versuche meinerseits gegeben hatte, diese Krankheit zu heilen, alle waren ins Leere gelaufen, ohne Erfolg. All diese Versuche werde ich im Folgenden nicht erwähnen, da sie, wie gesagt, zu keinem gewünschten Ergebnis geführt hatten, jedoch möchte ich, dass Du weißt, sollte mein Buch Dir nicht weiterhelfen und Du versuchen wirst, eine für Dich passende Heilung zu finden, dass es auch bei mir Monate gedauert hat, bis ich auf etwas Erfolgreiches gestoßen bin. Alles ist möglich, wenn man nur lange genug dranbleibt. Nur wenn Du aufgibst, scheiterst Du. Dein Ziel wirst Du finden, Du musst nur immer weiterlaufen, nicht stehenbleiben.

Im März 2017 bemerkte mein bester Freund eine kahle Stelle an meinem Hinterkopf und wies mich sofort auf diese hin.

Erst dachte ich, er würde scherzen, doch der Spiegel, den ich mir anschließend an meinen Hinterkopf hielt, bewies das Gegenteil.

Die kahle Stelle war nicht groß, ihr Durchmesser lag bei 1-2 Zentimetern. Jedoch war sie groß genug, um aufzufallen. Die Stelle war leicht oval und fühlte sich sehr weich an - wie Babyhaut; keine Stoppeln, kein Schmerz. Die Ränder sehr strikt – nicht ausgefranzt.

Im ersten Moment war dies ein Schock für mich. Nicht der kahlen Stelle wegen, sondern aufgrund der möglichen Antworten auf die Frage, welche Krankheit dahinterstecken könnte.

Sofort setzte ich mich an meinen Computer und suchte im Internet nach möglichen Ursachen und Krankheitsbildern. Schnell wurde ich fündig: **Alopecia Areata – kreisrunder Haarausfall.**

**Doch Vorsicht!** Solltest Du die oben genannten Symptome aufweisen, handelt es sich in den meisten Fällen um Alopecia Areata, jedoch gibt es auch noch viele andere Krankheitsbilder. Und genau aus diesem Grund sollte erst einmal das genaue Krankheitsbild ausfindig gemacht werden. (Dazu gleich mehr)

Einerseits war ich beruhigt, da ich mit großer
Wahrscheinlichkeit eine nichttödliche Krankheit hatte,
andererseits sorgte ich mich darum, vielleicht schon in jungen
Jahren mein gesamtes Haar zu verlieren.
Haar ist etwas Äußerliches, Oberflächliches, und dennoch
etwas, das viele von uns, wenn es fehlt, psychisch belasten
kann.
Bei den meisten fängt diese psychische Belastung an, sobald
man das erste Mal eine oder vielleicht sogar mehrere kahle
Stellen entdeckt.
Diese Reaktion ist völlig verständlich und menschlich und sollte
anfangs ruhig zugelassen werden.

Ich vereinbarte einen Termin bei einem Hautarzt. Dieser konnte mir jedoch erst einen 2 Monate in der Zukunft liegenden Termin vergeben. Das versetzte mir den nächsten Schlag.

Da ich nicht so lange warten wollte und es auch bei anderen Hautärzten in meiner Umgebung nicht möglich war, einen zeitnahen Termin zu bekommen, fuhr ich am nächsten Morgen zu meinem Hausarzt.

Dieser sah sich die kahle Stelle an meinem Kopf an und vermutete Alopecia Areata, empfahl mir jedoch, weitere Untersuchungen durchführen zu lassen, um sicher zu sein:

- **Blutabnahme**

- Eine **Kontrolle bei meinem Gynäkologen** (solltest Du ein Mann sein, vereinbare bitte einen Termin bei D/einem Urologen), da plötzlicher Haarausfall hormonell bedingt sein kann.

- Einen **Besuch bei einem Hautarzt**

Sowohl das Blutbild als auch die Untersuchung bei meinem Frauenarzt zeigten keine Auffälligkeiten.

Ein paar Wochen später hatte ich dann endlich den Termin bei meinem Hautarzt.

Auch dieser schaute sich die Stelle an, testete den Halt meines Haars, indem er leicht daran zog. Anschließend hielt er – wie nicht anders erwartet – einige Haarsträhnen in seiner Hand.

„Haben sie derzeit viel Stress?", fragte er mich.

Ich nickte.

„Kreisrunder Haarausfall. Eine Erkrankung des Immunsystems."

Er verschrieb mir folgende **Medikamente**:

- **Karison Crinale** (Anwendung: 1-mal täglich – 4 Wochen lang)

- **Bio-H-tin Spray** (Anwendung: nach Ablauf der 4-wöchigen Karison Crinale-Behandlung: 2-mal täglich – 12 Wochen lang)

Ich wandte beide Medikamente genauso an, wie mein Arzt mir es empfohlen hatte. Zusätzlich stellte ich mein Leben ein wenig um (nach wenigen Tagen fiel ich ins alte Muster zurück, sodass dies nicht der Grund für meine Heilung gewesen sein konnte), um mein stabiles Immunsystem zurückzubekommen: Mehr frische Luft, gesünderes Essen, weniger Zigaretten, weniger Arbeit, mehr Freizeit etc.

Die kahle Stelle an meinem Kopf wurde immer größer. Wenn ich mein Haar wusch, hielt ich anschließend büschelweise Haar in den Händen, der Duschboden war voller Haare und auch das Kämmen meines Haars bedeutete nichts anderes als ein Waschbecken und Fußboden voller Haare.

Laut meinem Hautarzt war dies jedoch kein Anzeichen dafür, dass die Medikamente nicht wirkten, da schließlich alles seine Zeit braucht. Verständlich.

Und tatsächlich! Nach ungefähr 2 Monaten stoppte mein Haarausfall und wenige Wochen später wuchs neues Haar nach. Die Medikamente wandte ich jedoch weiter an.

Sollte das Haar vor Ende der 4 Monate nachwachsen, sollte die Behandlung dennoch bis zum Ende fortgesetzt werden. Das waren die Worte der Apothekerin.

Doch, kurz darauf die Enttäuschung. Ich entdeckte eine weitere Stelle.

Den Anweisungen meines Arztes zufolge, behandelte ich diese genau wie die erste.

Aber dieses Mal half es nicht. Im Gegensatz zu der ersten kahlen Stelle fiel das Haar an der zweiten Stelle auch nach Monaten immer weiter aus. Es wuchs kein neues Haar nach und kurz darauf bildeten sich immer mehr und immer größer werdende, kahle Stellen.

Als ich schließlich den Großteil meines Kopfhaars verloren hatte, wurde mir bewusst, dass die Medikamente nicht mehr anschlugen.

Zudem verspürte ich eine Spannung meiner Kopfhaut, die von Woche zu Woche mehr wurde.

## Weshalb schlugen die Medikamente anfangs an und plötzlich nicht mehr?

Eine Krankheit braucht meist eine gewisse Zeit, um sich auszubreiten. Anfangs schafft man es oft, dieser entgegenzuwirken, doch letztendlich hilft es nur noch, die Ursache zu bekämpfen.

Stelle Dir einen Ballon mit einem Loch vor. Anfangs stellt dieses Loch nur ein kleines Problem dar, Du fängst an, in den Ballon zu blasen, immer so viel Luft hinterher zu pusten, dass dieser seine Größe behält. Das geht eine Weile gut, der Ballon hält sein Volumen, doch irgendwann geht Dir die Luft aus. Genauso ist es mit den Medikamenten, da diese sowohl die Allergie bekämpfen als auch das Haarwachstum anregen.

Sollte Deine Ursache tatsächlich eine Allergie sein, können die oben genannten Medikamente der Schlüssel zur Heilung sein! Steckt jedoch etwas anderes dahinter, und sollte die Ausbreitung der Krankheit noch nicht allzu weit sein, kann es vorkommen, dass der Wirkstoff der Medikamente, der für das Haarwachstum zuständig ist, anfangs stärker ist als die Krankheit und Dir somit neues Haar nachwächst, Du das Gefühl hast, die Medikamente würden anschlagen. Doch je stärker die Krankheit wird, desto größer der Kampf zwischen Haarausfall und Haarwachstum, bis zu dem Punkt, an dem der Haarausfall gewinnt, das ist der Punkt, an dem es nichts mehr bringt, ausschließlich gegen den Haarausfall zu kämpfen, sondern nur noch, die Ursache zu bekämpfen.

## Nur ein klarer Kopf schafft klare Gedanken

Und da war sie wieder. Die Verzweiflung. Selbstmitleid.
Anfangs waren es die Worte der Ärzte gewesen, die mir diese
Zweifel genommen hatten. Doch plötzlich hatten diese Worte
keinen Wert mehr, da Gesagtes der Ärzte erfolglos umgesetzt
wurde.
Also beschloss ich, es auf meine eigene Art und Weise zu
versuchen.
Aber wie? Um eine Antwort auf diese Frage zu finden, wäre es
wichtig, dass ich das Ganze nicht mehr als Problem, sondern als
eine Herausforderung sehen würde. Doch um ein Problem in
eine Herausforderung umwandeln zu können, braucht man
einen klaren Kopf. Diesen hatte ich nicht, denn die Vorstellung,
dass ich bald mit einer Glatze rumlaufen könnte, sorgte für
keinen klaren Gedanken.
Also tat ich das, was ich immer tat, wenn ich vor einem Problem
stand. Ich schloss die Augen und stellte mir das Schlimmste vor,
was diese Situation mit sich bringen könnte.
Und? Wäre es wirklich so schlimm? In der heutigen Zeit? Es
gibt Perücken, man kann sich Haar einpflanzen lassen. Es gibt
weitaus Schlimmeres, bemerkte ich schnell und hatte neue
Hoffnung.

Die Herausforderung angenommen, begann ich zu überlegen, was es bräuchte, um ein Problem zu lösen:

- **Ursache finden**

  -bisherige, angebliche Ursache/n infrage stellen

  -dem eigenen Körper zuhören

- **Ursache bekämpfen**

  -logisches Denken und Planung

  -Umsetzung

An der Tatsache, dass ich an Alopecia Areata erkrankt war, zweifelte ich nicht. Laut meinem Arzt war die Ursache ein geschwächtes Immunsystem, die eine Allergie ausgelöst hatte. Doch komischerweise erkrankte ich nicht häufiger als zuvor. Ganz im Gegenteil. Ich wohnte in einer Wohngemeinschaft und blieb, wenn alle anderen krank waren, gesund. Jedes Mal. Abgesehen davon wirkten die Medikamente nicht. Ich zweifelte mehr und mehr an dieser möglichen Ursache.

Um auf den eigenen Körper hören zu können, muss man ihn verstehen, um ihn verstehen zu können, braucht es viel Beobachtung und noch viel mehr Geduld.

Die nächsten Wochen verbrachte ich damit, meinen eigenen Körper zu beobachten und legte dabei besonderes Augenmerk auf meine Kopfhaut.

In einer Nacht bemerkte ich eine juckende Stelle an dieser. Erst einmal nichts Ungewöhnliches, jedoch war es kein ´normaler´ Juckreiz, sondern erinnerte mich eher an einen sehr starken, ätzenden Läusebefall. Läuse hatte ich jedoch keine.

Die nächsten Stunden tauchte dieser Juckreiz an genau der gleichen Stelle immer und immer wieder auf. Es war keine der kahlen Stellen.

Ich merkte mir diese Stelle und notierte den Tag des Juckreizes, der wenige Stunden später verschwunden war und anschließend auch nicht mehr auftauchte.

3 Tage später begann mein Haar an genau dieser Stelle auszufallen. Zufall? Schon möglich! Dieser Vorgang wiederholte sich ein paar Tage später an einer anderen Stelle meines Kopfes.

Ich zog ein lockeres Haar am Rande einer der neuen kahlen Stellen heraus und ein anderes an einer bewachsenen Stelle meines Kopfes. Anschließend verglich ich die beiden Haarsträhnen miteinander. Schnell fiel mir auf, dass das Haar vom Rande der kahlen Stelle ein helleres Ende aufwies. Sehr viel heller.

Die Tatsache, dass das Haar erst wenige Tage nach dem Juckreiz ausgefallen war, deutete darauf hin, dass dem Haar vorher die Festigkeit, der Halt, genommen wurde. In Kombination mit dem anders aussehenden Ende stellte ich die Vermutung auf, dass nicht ausschließlich die Haarwurzel, sondern auch das Haar selbst angegriffen wurde.

Der läuseartige Juckreiz, der sich anfühlt, als würde er sich bewegen – 3 Tage später fällt Haar aus, dessen Ende fast schon abgenagt, ausgesaugt, erscheint. Für mich machte es den Eindruck, als würden sich kleine Tiere von meinem Haar ernähren. Tiere, die sich nicht nur unter, sondern auch auf meiner Kopfhaut befanden. Sich das Haar hochnagten, bis tief in die Wurzel. Vielleicht sogar mit Hilfe eines Gifts, was sie absonderten, da mir aufgefallen war, dass sich die Konsistenz des Haars sehr verändert hatte. Es fühlte sich anders an; strohiger, doch gleichzeitig öliger.

Doch nun zum eigentlichen Teil: Die Bekämpfung.

Ich wollte es mit etwas Ätzendem versuchen. Alkohol war das erste, das mir einfiel.

**Doch Achtung!** Ich erinnerte mich an die Tatsache, dass ein paar Tage zwischen dem läuseartigen Juckreiz und dem Beginn des Haarausfalls vergangen waren. Somit würde es wenig Sinn machen, ausschließlich die kahlen Stellen zu behandeln, da die Tierchen zum Zeitpunkt des Haarausfalls vielleicht schon ganz woanders sind. Wenn Du etwas isst, bleibst Du anschließend ja auch nicht mehrere Tage vor dem leeren Teller sitzen.

Ergo ist es wichtig, die ganze Kopfhaut (auch unter der Kopfhaut – dazu gleich mehr) und Dein gesamtes Haar zu behandeln. Achte darauf, dass Du die Stellen hinter den Ohren, die Tiefe der Stirn und den Nackenbereich nicht vergisst.

Wichtig ist auch, dass der prozentuale Alkoholanteil weder zu hoch noch zu niedrig ist. Zu hoch darf er nicht sein, da wir den Alkohol durchgehend einatmen und dies unterschätzt wird. Zu niedrig jedoch auch nicht, weil er sonst keine gewünschte Wirkung zeigen würde. Ich empfehle 40-50-prozentigen.

Die leichte Spannung der Kopfhaut verschwand im Nu. Es war ein sehr angenehmes Gefühl. Aus diesem Grund entschied ich mich dafür, diese Flasche die nächsten Tage weiterhin zu verwenden (Vodka, 45%).

Den !kalten! Vodka 1-mal täglich mit den Händen auf der Kopfhaut und im Haar einmassieren. Anschließend das Haar und die Kopfhaut gut und mit Druck (darf ruhig etwas schmerzen, ordentlicher Druck sollte ausgeübt werden, nehme Dir dafür bitte so viel Zeit, dass Du über jede Stelle mindestens 10-mal drüber gegangen bist) durchbürsten, damit die Flüssigkeit durch die Poren auch das ´Innere´ der Kopfhaut erreicht. Danach, da wir durch das Kämmen wieder leicht trockene Stellen auf der Kopfhaut haben, erneut etwas Vodka auf die Kopfhaut einmassieren, anschließend nicht erneut kämmen.
Das Haar soll danach nicht nur feucht, sondern nass sein.
Solltest Du langes Haar haben, kannst Du Dir natürlich einen Zopf binden, um nicht alles vollzutropfen.
Diesen Vorgang bitte 14 Tage am Stück wiederholen.
**Wichtig!** Das Haar sollte während dieser Zeit nicht jeden Tag ausgewaschen werden – Beispiel:

Montagmorgen: Vodka-Behandlung
Dienstagmorgen: Vodka-Behandlung
Dienstagabend: Haarwäsche
Mittwochmorgen: Vodka-Behandlung
Donnerstagmorgen: Vodka-Behandlung
Donnerstagabend: Haarwäsche
usw.

Mein Haarausfall ging während dieser 2 Wochen leicht zurück. Nach den 2 Wochen beendete ich die Vodka-Behandlung, da man der Kopfhaut eine Pause gönnen sollte. Die Pausen sind sehr wichtig, da wir Menschen, somit auch unser Körper, uns nach einer gewissen Zeit an alles gewöhnen. Würden wir diese Behandlung beispielsweise 10 Wochen am Stück anwenden, würde diese immer mehr und mehr an Wirkung verlieren und es könnte passieren, dass die Wirkung verlorenginge, bevor man es geschafft hätte, die Krankheit zu bekämpfen.

Der Haarausfall ging auch während der Pause weiter zurück. Dennoch sollte man die Sache an diesem Punkt nicht auf sich ruhenlassen, denn die Wahrscheinlichkeit, dass man alle Tierchen erwischt hat, ist sehr gering. Aus diesem Grund bin ich davon ausgegangen, dass sie sich erneut vermehren würden und wiederholte die 2-wöchige Vodka-Behandlung nach 3 Wochen Pause.

Anschließend gönnte ich meiner Kopfhaut eine Pause von einem Monat, und wiederholte die 2-wöchige Vodka-Behandlung im Anschluss erneut.

Während diesen Wochen ging mein Haarausfall mehr und mehr zurück, und nach dem dritten Vorgang begann mein Haar sogar nachzuwachsen.

Nein, auch nach dem dritten Vorgang wuchsen die Stellen nicht von heute auf morgen vollständig zu, jedoch waren erste Stoppeln zu sehen. Nicht viele, aber immerhin.

Da mir kein Haar mehr ausfiel (jedenfalls nicht mehr als es für einen Menschen üblich ist – ein wenig Haarausfall ist schließlich natürlich), schloss ich mit der Behandlung ab und wartete.

Und mit der Zeit kamen immer mehr Stoppeln hinzu, mein
Haar wurde länger, die Stellen immer dichter.
Bitte nicht wundern, wenn Wirbel an Stellen entstehen, an
denen zuvor keine waren. So war es bei mir, allerdings gehen
diese Wirbel mit der Zeit mehr und mehr zurück, was aber
dauert/dauern kann, da alles seine Zeit braucht, Geduld ist sehr
wichtig.


**Randinformation!** Sobald Dein Haar aufhört, auszufallen,
können Dir die vom Arzt verschriebenen Medikamente, die das
Haarwachstum fördern, dazu verhelfen, dass Dein Haar
schneller nachwächst. Allerdings empfehle ich Dir das nicht, ich
empfehle Dir weder irgendwelche Sprays noch Tabletten. Diese
fördern zwar Dein Haarwachstum, schaden Deinem Körper
dafür auf andere Arten. Ich empfehle Dinge wie Kaffeesatz oder
Knoblauch. Die schaden Deinem Körper nicht und wirken sehr
gut.
Du fragst Dich vielleicht, weshalb Dir Ärzte Medikamente
verschreiben, anstatt Dir zu empfehlen, im Supermarkt eine
Knoblauchzehe zu kaufen; Ärzte bekommen für jedes
verschriebene Medikament Geld. Für den Satz ´Knoblauch
könnte helfen´ bekämen sie keinen Cent.

Sollte sich Dein Verlauf in vergangenen Zeilen widergespiegelt haben, wäre meine eben genannte Methode sicherlich eine gute Option. Doch vergiss nicht, es gibt verschiedene Dinge, die plötzlichen Haarausfall auslösen können.

Tatsächlich kann auch ein geschwächtes Immunsystem der Grund sein, worauf eine Allergie folgen kann. Aus diesem Grunde ist es sehr wichtig, jeden Körper individuell zu betrachten und sich zurückzuerinnern, was sich im Leben geändert hat, seit und kurz vor dem Verlust des Haars. Manchmal ist die Ursache eine ganz einfache, wie beispielsweise ein neues Haarshampoo, ein Haarwachs oder Ähnliches, auf das man allergisch reagiert.

**Randinformation!** Ich weiß, dass man sich, während dem Verlauf der Krankheit, kaum traut, sein Haar zu kämmen und zu waschen. Man verliert sowieso schon viele Strähnen und möchte dies nicht weiter ausreizen, jedoch ist das nicht zielführend, da es gerade während dieser Zeit wichtig ist, sein Haar zu kämmen, um die Durchblutung der Kopfhaut anzutreiben.

Zudem höre ich immer wieder, dass Mützen getragen werden, um diese Krankheit zu vertuschen. Es ist verständlich, dass es manchen unangenehm ist, so vor die Türe zu gehen. Das ist eine normale Reaktion unseres Gehirns, jedoch ist frische Luft, Sauerstoff, sehr wichtig für unser Haar, gerade in solch einer Zeit. Somit verzichte bitte auf jegliche Kopfbedeckung. Und sei Dir bewusst darüber, dass all die Menschen, die Deinen mit kahlen Stellen übersäten Kopf sehen, ganz genau wissen, dass Du krank bist. Die meisten kennen diese Krankheit nicht, viele werden denken, Du hättest eine Chemotherapie hinter Dir. Das ist in Ordnung. Ganz gleich welche Krankheit, für eine Krankheit braucht man sich niemals schämen. Sie zu akzeptieren, ist ein wichtiger Schritt, um sie zu bekämpfen.

Solltest Du ein noch junges Kind mit dieser Krankheit haben, bedenke bitte, dass, auch, wenn der Alkohol nicht getrunken wird, man ihn dennoch durchgehend einatmet. Aufgrund dessen würde ich darauf verzichten, die Behandlung genauso wie beschrieben anzuwenden. Der unausgereifte Körper reagiert weitaus empfindlicher als der eines Erwachsenen, doch das bedeutet auch, dass ein Kinderkörper auf Heilungen weitaus schneller anspringen kann. Aus diesem Grunde kann ich mir gut vorstellen, dass es bei Kindern genügt, die Kopfhaut und das gesamte Haar bloß ab und an mit Alkohol einzumassieren, ihn nicht allzu lange draufzulassen und es dennoch wirkt. Jedoch ist das nur eine Vermutung meinerseits, Genaueres kann und möchte ich nicht sagen, da ich es bisher nur bei mir selbst ausprobiert habe.

Ignoriere niemals die Meinung der Ärzte, aber zweifle sie an!

Ignoriere niemals die Signale deines Körpers, zweifle sie niemals an!

# Impressum

## Kontaktinformation

Sarah Maria Klein

 c/o Block Services
Stuttgarter Str. 106
70736 Fellbach

s.klein.autorin@web.de

Druck: Amazon

Marcel-Breuer-Str. 12, 80807 München

## Copyright

www.ingramcontent.com/pod-product-compliance
Lightning Source LLC
Chambersburg PA
CBHW051145250726
48655CB00007B/3250